AF611507

ÉTUDES

SUR

L'ORGANISATION DES SERVICES PUBLICS

QUESTIONS PÉNITENTIAIRES

DE L'ALIÉNATION MENTALE

DANS SES RAPPORTS AVEC LA LOI PÉNALE

ET LE RÉGIME PÉNITENTIAIRE

PAR

V. de HARAMBURE

Inspecteur général des Services administratifs du Ministère de l'Intérieur
Officier de la Légion d'honneur et de l'Instruction publique

EN VENTE :

A LA LIBRAIRIE COSSE, MARCHAL ET Cie

27, Place Dauphine, 27

1874

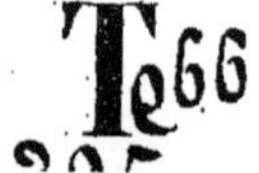

ÉTUDES

SUR

L'ORGANISATION DES SERVICES PUBLICS

QUESTIONS PÉNITENTIAIRES

DE L'ALIÉNATION MENTALE

DANS SES RAPPORTS AVEC LA LOI PÉNALE

ET LE RÉGIME PÉNITENTIAIRE

PAR

V. de HARAMBURE

Inspecteur général des Services administratifs du Ministère de l'Intérieur

Officier de la Légion d'honneur et de l'Instruction publique

EN VENTE :

A LA LIBRAIRIE COSSE, MARCHAL ET Cie

27, Place Dauphine, 27

1874

QUESTIONS PÉNITENTIAIRES

DE L'ALIÉNATION MENTALE

DANS SES RAPPORTS AVEC LA LOI PÉNALE
ET LE RÉGIME PÉNITENTIAIRE

Il ne saurait entrer dans notre cadre de rechercher à quels signes plus ou moins faillibles se reconnaît cette navrante infirmité de l'esprit, si variée dans ses caractères qu'elle appelle encore la suprême formule de la science, et qu'un éminent auteur a pu dire d'elle avec vérité : « L'aliénation mentale présente des états si différents, qu'il est à peu près impossible de la faire connaître par une définition claire et précise » (1). Nous voulons simplement, sans incursions hasardées sur le terrain médical ou physiologique, examiner, dans leurs rapports nécessaires, l'altération de la faculté pensante chez les individus placés dans les liens de la loi pénale, le respect dû aux prescriptions de celle-ci, et le rôle, à ce sujet, du pouvoir pénitentiaire.

I

Un homme dont, après plus d'un quart de siècle, nous nous rappelons encore le haut enseignement à la Faculté de droit de Paris, qui fut un jurisconsulte, un économiste, un philosophe, et que la politique devait prématurément conduire à la mort, sur les marches ensanglantées du palais Quirinal, M. Rossi, écrivait: « Il y aurait quelque chose de particulièrement horrible dans un jugement criminel qui condamnerait un homme frappé d'aliénation mentale (2). » — A coup sûr, cette proposition peut se passer de commentaires, mais elle nous conduit à demander ce qu'ont fait, en réalité, nos lois criminelles, pour prévenir, s'il était possible, un pareil scandale social. L'article 64 du Code pénal a sans doute rangé, parmi les faits justificatifs de l'acte incriminé, la démence existant à l'ins-

(1) Orfila, *Médecine légale*, t. I, p. 427.
(2) Rossi, *Droit pénal*, t. II, page 164.

tant même où il a été commis. « Il n'y a, suivant le texte, ni crime ni délit, lorsque le prévenu était en démence au temps de l'action. »

Cette disposition justificative, qui est quelque chose, il faut le reconnaître, blesse néanmoins la raison et le droit par deux points essentiels : le premier, c'est qu'elle ne prévoit qu'une des *variétés* de l'aliénation mentale ; l'autre, c'est qu'elle est muette, comme d'ailleurs toutes les dispositions du Code de 1810, sur le cas de la démence survenue *après l'accomplissement du crime ou du délit.* Empressons-nous cependant de dire que la première de ces omissions se trouve implicitement couverte par les textes combinés de la loi du 30 juin 1838 et des articles 489 et suivants du Code civil, au titre de l'interdiction. Il en résulte que la législation actuelle reconnaît l'aliénation mentale, sous les trois formes différentes de l'*imbécillité,* de la *démence* et de la *fureur* : l'imbécillité, qui est l'état des individus dont les organes n'ont pas été primitivement assez bien constitués pour leur permettre de distinguer ce qui est permis de ce qui ne l'est pas ; la démence, qui est la détérioration des organes de la pensée ; la fureur, qui constitue un état d'excitation générale, exclusif pour le moment des facultés intellectuelles. Par suite, la première et la dernière de ces variétés se trouvent comprises au même titre que la seconde, dans le texte justificatif, quoique imparfait, de l'article 64 du Code pénal. Il ne saurait, en effet, y avoir responsabilité là où n'existe pas la conscience du fait commis.

Ce principe de défense humaine est incontestable, et c'est en s'appuyant sur lui que la médecine légale (1) s'est efforcée, à notre époque, de faire classer parmi les variétés de l'aliénation mentale ces états anormaux caractérisés par des délires partiels, par une passion excitante et gaie, ou triste et oppressive (2), en un mot par la tyrannie d'une idée fixe et exclusive, et qu'on a désignés, à raison de ces faits, sous le nom générique de *monomanie*. Faut-il réellement admettre que ces cas soient couverts par les prévisions justificatives de l'art. 63 du Code pénal? Évidemment non; car ce serait également admettre, avec le chancelier Daguesseau, « qu'un seul acte de déraison prouve qu'on est déraisonnable ; » ce serait trop facilement croire, avec le grand jurisconsulte Merlin de Douai, que « tous ceux-là sont fous qui s'écartent de la raison avec confiance »; ce serait surtout confondre l'erreur accidentelle et

---

(1) V. Orfila, Esquirol, Georget, Devergie, Fodéré, Hottbauërt.

(2) Broussais, de l'*Irritation et de la folie;* Leuret, *Fragments psychologiques sur la folie*.

passagère avec l'insanité finale, et fixer trop arbitrairement les grelots emblématiques de la folie sur ces têtes puissantes dans lesquelles bouillonne, à certaines heures, le génie humain, Salomon de Caus, Galilée, Newton, Christophe Colomb, le Dante, et combien d'autres dans le passé ? Combien encore dans l'avenir?

Non, la vérité, en cette matière, c'est que l'aliénation mentale, assez caractérisée pour empêcher le discernement du bien et du mal, peut seule rendre non punissable l'action commise en cet état (1) ; c'est que, par suite, la solution doit essentiellement dépendre, pour chaque espèce, de l'intensité du mal ; c'est que, surtout, les passions dont la violence entraîne souvent la volonté de l'homme, sans le dépouiller de sa liberté morale, ne sauraient être *la justification légale* d'un fait criminel ou délictueux, mais une simple cause *d'atténuation* pénale, parfaitement accessible à la raison et à la conscience humaine, qui répugneront toujours à frapper d'une même répulsion morale et d'une même sanction répressive l'acte criminel froidement prémédité et celui qu'une passion trop vivement excitée peut faire instantanément concevoir et commettre (2).

---

(1) V. Rossi, t. II, pages 161-182.

(2) Chauveau et Hélie, t. I, pages 494 et suivantes.

Il convient d'ajouter, comme complément de la théorie qui précède, que le dérangement mental qui est établi, excluant toute pénalité, l'accusé doit être *acquitté* et non pas seulement *absous* ; et que, malgré le sentiment de la Cour suprême, exprimé dans un arrêt déjà très ancien (1), le dément acquitté ne saurait être passible des frais de la poursuite. Ceux-ci, en effet, aux termes des articles 161, 194 et 368 du Code d'instruction criminelle, qu'il s'agisse de grand criminel, de poursuites correctionnelles et même de simple police, ne peuvent jamais être prononcés qu'*accessoirement à un jugement de condamnation.* Mais il en serait autrement de la réparation civile ; car si l'état de démence, d'imbécillité ou de fureur a pu soustraire l'auteur du fait à la répression pénale, il n'est pas moins tenu à la réparation du dommage civil qui en est la conséquence ; tout fait matériel, même dégagé d'intention coupable, engageant aujourd'hui, sous les dispositions de l'article 1382 du Code civil, comme autrefois sous la jurisprudence de certains Parlements, la responsabilité pécuniaire de celui qui l'a commis.

Nous croyons suffisamment étudiée par ce qui pré-

---

(1) V. Cassation, 2 juin 1831.

cède l'aliénation mentale dans sa concomitance avec l'accomplissement d'un fait répressible. Mais lorsqu'elle ne survient *que depuis* la consommation d'un crime ou d'un délit, quel doit être, dans le silence de la loi, le rôle de la répression ? La justice doit-elle suivre son cours ou bien s'arrêter, dès que lui apparaît la démence ?

La législation romaine et les législations intermédiaires jusqu'à la nôtre, s'inspirant de cette même formule, *furiosus furore ipso punitur*, laissaient au juge le soin de décider si l'auteur devait être mis en jugement (1). Il est vrai qu'alors les décisions criminelles se rendaient à huis-clos sur les pièces de l'instruction, tandis que l'audition constante de l'inculpé et le débat public de ses moyens sont devenus les principes essentiels de notre législation pénale.

Il semble donc que ce serait outrager à la fois ces principes et la conscience humaine elle-même, que de procéder judiciairement contre quelqu'un auquel feraient en ce moment défaut le sentiment de l'acte répressible et l'intelligence indispensable à exercer le droit de défense dont la société lui doit indistinctement la garantie, à toute période de la poursuite et devant

(1) Loi 16 § *De officio præs.* Carnot, t. I, p. 204, n° 2.

*

toute juridiction de jugement ou de recours. Ainsi, que l'instruction s'ouvre et que la démence éclate, de quelle manière l'inculpé, privé de raison, ferait-il valoir, fussent-elles très-réelles, les preuves de son innocence? Il est donc indispensable de surseoir. Que le fait se produise quand la procédure est devant la chambre des mises en accusation, en sera-t-il autrement? Là sans doute l'inculpé n'a pas à comparaître; mais est-ce que l'article 217, paragraphe 2, du code d'instruction criminelle ne lui donne pas la faculté de produire des moyens justificatifs? Le pourra-il et quel autre le ferait pour lui?

Devant la juridiction de jugement, tribunal correctionnel ou cour d'assises, en plein débat, si la démence survient, le sursis est-il moins nécessaire? Personne n'oserait le soutenir. Est-ce que jusqu'au dernier moment, l'inculpé ne doit pas être admis à fournir les éclaircissements desquels résultera peut-être la preuve de son innocence? Est-ce qu'il le pourrait, privé de raison et quelle que fût l'aide du conseil qui lui aurait été donné? La défense serait donc incomplète, et le sursis devient un devoir.

Ce devoir, on peut le dire, est partout dans la question qui nous occupe; nous aurons encore à en parler, à l'occasion de la démence survenue après la condamnation, pendant le pourvoi, avant l'exécution de la peine, et pendant celle-ci, dans le cas où l'affliction corporelle ne serait pas privative de la vie. Mais pour clore nos observations sur l'incident de la démence survenue pendant l'instruction ou les débats, nous devons ajouter, en premier lieu, que si l'inculpé recouvrait par une guérison *définitive* l'usage de sa raison, les poursuites devraient être reprises, sous la réserve, néanmoins, à cause des dangers de plus d'une sorte qui résulteraient d'une comparution en justice, de ne pas confondre une amélioration fugitive avec une guérison réelle (1); en second lieu, que c'est à la juridiction de jugement, cour d'assises ou tribunal correctionnel et non pas au jury, en cas d'accusation criminelle, de décider si ou non l'accusé se trouve en état de démence au moment des débats; il est bien évident, en effet, que cette question ne se rattache en rien au crime et qu'elle est, au contraire, intimement liée à la procédure dont elle devient un nouvel incident. Aussi, sur ce point spécial et dans le silence de notre loi pénale, n'aurions-nous pas de peine à admettre que la loi romaine, dont il a été parlé plus haut, n'avait pas eu absolument tort d'armer ses juges d'une autorité discrétionnaire et protectrice, à la fois, des intérêts sociaux

---

(1) Chauveau et Hélie, t. I, p. 526.

et de ceux de l'inculpé. La Cour de cassation ne l'a pas compris autrement dans diverses circonstances (1).

Nous arrivons au cas où la démence surviendrait après la condamnation. Ferait-elle obstacle à l'instruction et au jugement du pourvoi? Nous le croyons fermement. Cette prétention, du reste, soulevée pour la première fois devant la Cour suprême, dans l'intérêt d'un condamné à mort, par un jeune avocat aux conseils désigné d'office, dont elle aida la fortune et qui vient de s'éteindre, parmi les membres les plus en vue de la chambre criminelle, fut l'objet d'un arrêt de cassation du 25 janvier 1839, resté fameux et qui proclama, en se fondant sur le droit sacré de la défense, l'indispensabilité du sursis.

Si la démence ne se produit qu'après le rejet du pourvoi, quel sera son effet sur l'exécution de la peine déjà prononcée? Il est évident que, s'il s'agit d'une peine corporelle, elle en empêchera l'exécution; le but, en effet, de la justice pénale serait manqué, si le châtiment n'était pas compris de celui qui le subit, et si, au lieu d'un exemple, il devenait pour celui qui le voit une cause de pitié et de légitime horreur. Les anciens juristes, dont les travaux sur la matière sont

(1) Cour de cassation. Arrêts de rejet, 30 juillet 1807; 15 février 1816; 21 novembre 1822.

des plus intéressants à consulter, admettaient pour la plupart cette doctrine, tout en proclamant une exception dans le cas de crimes qualifiés atroces et qui auraient nécessité le procès au cadavre ; étrange et terrible distinction juridique qui cherche à atteindre l'être désormais inconscient, au delà des limites de la raison comme au delà de celles de la vie (1). Il va d'ailleurs sans dire que les criminalistes qui honorent notre époque se sont prononcés uniformément, et dans tous les cas, pour la non-exécution de la peine corporelle.

Mais ce sursis à l'exécution ne doit-il pas avoir pour limite, comme dans l'ancien droit, l'apparition d'un intervalle lucide ? Nous ne saurions l'admettre et nous préférons, en tous cas, répondre à la question par les paroles mêmes de l'éminent magistrat que la limite d'âge, dédaigneuse, cette fois surtout, des plus hautes facultés de l'esprit, vient d'enlever, dans la toute-puissance du talent et la plénitude des forces physiques, à la présidence de la chambre criminelle de la Cour suprême : « La justice, a dit M. Faustin Hélie, doit-elle courir l'horrible chance d'exécuter un maniaque ? Est-il de sa dignité d'épier la lueur d'une raison vacillante pour préparer son glaive ? Il semble qu'une

---

(1) Jousse, *De la justice criminelle*, t. II, p. 22.

guérison complète peut seule restituer le condamné à la peine qu'il doit subir ». — Rien n'est plus vrai ni mieux dit, et il serait trop difficile d'ajouter quelque chose à ces paroles profondément humaines, éloquentes et juridiques.

Quant aux peines pécuniaires, il est hors de doute que l'individu tombé en démence, depuis que sa condamnation est devenue définitive, n'est pas affranchi provisoirement de leur exécution, et que, dénué de raison ou sain d'esprit, il reste également tenu, vis-à-vis de l'Etat, du payement de sa dette.

Une question se présente encore à nous dans cette première partie de notre travail, celle de savoir si l'aliéné doit avoir le bénéfice des dispositions inscrites par la loi pénale au titre de la prescription. Pourquoi en serait-il autrement? On peut, sans doute, prétendre que le ministère public est sans droit pour agir, au point de vue de la poursuite ou de l'exécution, tant que dure la démence ; et que, dès lors, il serait injuste de faire courir, contre le représentant obligé de la société, des délais qu'il ne lui a pas été donné de pouvoir interrompre; mais, d'autre part, il ne faudrait pas oublier que cette théorie, prise dans les lois anciennes (1), reste propre aux intérêts civils ; qu'elle est, d'ailleurs, com-

---

(1) *Contra non valentem agere non currit præscriptio*

mandée par la formule plus générale de l'article 2251 du Code civil, disposant que « la prescription » court contre *toutes personnes*, à moins qu'elles ne soient dans *quelque exception établie* par la loi : et qu'en réalité aucune exception n'a été faite nulle part, dans les textes de la loi pénale, au principe général posé par les articles 637 et suivants du Code d'instruction criminelle. De plus, il convient de se rappeler que la prescription en matière criminelle, admise, nous dirons par l'universalité des législateurs, des criminalistes, des écrivains, s'il ne fallait en excepter Bentham qui la repousse comme une prime d'encouragement accordée à tous les attentats (1), et qui compte parmi ses partisans des hommes peu suspects de faiblesse, en matière de défense sociale, tels que Dunod, Filangieri, Rousseau, de la Combe, Jousse, Merlin, repose, en réalité, sur une idée profondément équitable et morale.

En ce qui concerne *la poursuite*, le législateur a considéré la présomption qu'avec le temps, les preuves de l'innocence pouvaient dépérir ; et, quant *à la peine* déjà prononcée par un jugement resté sans exécution, il lui fallait à la fois songer aux longues tortures mo-

---

(1) Rauter, Droit criminel, n° 852. — Chauveau et Hélie, t. I p. 529. — Le Sellyer, t. I, n° 59. — Mangin, Action publique, n° 334.

rales du condamné et à l'oubli généreux de l'injure, qui doit être de l'essence des sociétés comme de celle des hommes. Il ne faut pas, disait l'exposé des motifs, que la vindicte publique demeure irrévocablement armée et agissante ; il faut aussi qu'elle se calme.

Ce sentiment est resté celui des criminalistes contemporains (1), unanimes à décider que les motifs qui ont fait établir la prescription s'appliquent au cas où l'inculpé est frappé de démence, comme à tous ceux où un motif quelconque peut amener la suspension des poursuites.

(3) V. Bentham, t. II, p. 390.

II

Nous avons examiné, dans ses rapports avec la loi pénale, la situation de l'inculpé frappé de démence avant le fait répressible, pendant l'instruction, avant le renvoi devant la juridiction de jugement, au moment des débats, après la condamnation, avant l'instruction du pourvoi et après son rejet. — Dans le premier cas, il y a inapplicabilité de la peine et, dans les autres, sursis à l'instruction ou à l'exécution.

Un dernier cas appelle notre attention, celui de la démence survenue pendant l'exécution de la peine corporelle non privative de la vie. Le condamné étant, alors, envoyé dans un établissement d'aliénés, pour y recevoir des soins, quelles sont les conséquences de ce placement au point de vue de l'exécution pénale ? Certains ont prétendu que le temps passé par le condamné dans cet état ne pouvait compter pour son équivalent de durée, dans l'accomplissement de la peine à subir, et on en a trouvé le motif en ce que, l'expiation du fait commis étant le but de la peine, celui-ci ne serait pas atteint, si le coupable cessait d'en ressentir les effets.

C'est là une théorie fausse dans son principe et barbare dans son application, à laquelle se sont ralliés, néanmoins, d'éminents esprits, et dont le moindre tort est d'oublier que les peines ont moins été créées *contre* le coupable que *pour* l'exemple à donner à la société (1). D'autre part, la loi du 4 vendémiaire an VI, en déclarant que le malade expie la peine par le seul fait de sa détention, sans être astreint au régime prescrit pour cette peine, ne prouve-t-elle pas suffisamment que, dans ce cas, l'expiation est exclusive de toute rigueur physique ou morale, et qu'elle consiste uniquement dans le fait privatif de la liberté? Dira-t-on que le détenu aliéné n'est pas un détenu malade comme les autres? Ce serait inadmissible; ainsi que tous, il est curable ou incurable, et, comme chacun d'eux, il a droit à des soins. Pourquoi, dès lors, le priver du bénéfice de la loi? Nous devons dire, du reste, à l'honneur du ministère de la justice, qu'il n'entend pas la question sous ce point de vue restreint, et que, dans la

(1) Beccaria, *Des délits et des peines.* — Rousseau, *Contrat social.*

supputation de la durée des peines, l'aliéné, à l'égal de tout autre détenu malade, jouit du bénéfice de la loi de vendémiaire. Comment, du reste, en pouvait-il être autrement, en regard des variétés si nombreuses des maladies mentales, de l'impossibilité de décompter de la période d'aliénation les intermittences lucides, enfin de l'incontestable difficulté de saisir, à leur instant précis, les symptômes de guérison qui pourraient, seuls, permettre l'immédiate substitution du régime pénal au régime hospitalier?

Ce placement, sans préjudice pour la supputation de leur peine, des détenus aliénés dans les institutions de bienfaisance publiques ou privées, nous détache du terrain juridique, pour nous porter sur celui de l'administration, et appeler de notre part l'examen d'une question importante.

Nous sommes loin du temps où, sans tenir compte des instructions si élevées de l'Assemblée nationale des 12 et 20 août 1790, la loi du 24 vendémiaire an II, presque aussi barbare que les pratiques antérieures à 1789, ordonnait le dépôt des aliénés dans les maisons de répression, les confondait avec les bandits, compromettait ainsi la sûreté publique, exposait la liberté individuelle, laissait sans soins des malheureux privés de raison, et le plus souvent aggravait leur état mental par les horreurs d'une séquestration rigoureuse (1). Les ordonnances consécutives de 1803 et de 1828 et quelques autres dispositions encore moins générales avaient fort peu modifié la situation faite à l'aliénation mentale par la loi du 24 vendémiaire, lorsque apparut, après deux discussions à la Chambre des pairs, la loi des 30 juin et 6 juillet 1838. Elle déterminait les conditions d'existence des établissements publics et privés d'aliénés, veillait, dans l'intérêt de la sûreté publique et dans celui des aliénés eux-mêmes, au placement de ceux-ci dans les divers établissements, déterminait les mesures à prendre pour que le prétexte de l'aliénation mentale ne couvrît pas de coupables atteintes à la liberté individuelle, fixait impérativement et avec sagesse les règles relatives à la mise en liberté des aliénés, et pourvoyait sous le couvert des dispositions les plus protectrices à l'administration de leurs biens.

Cette loi, dont le projet fut présenté à la Chambre des députés, le 6 janvier 1837, et dont l'élaboration ne dura pas moins d'un an et demi, avait successivement appelé à la tribune les hommes les plus éminents de l'époque, et, au premier rang parmi eux, les rapporteurs des deux Chambres, MM. de Barthélemy et

(1) Loi du 24 vendémiaire an II, titre 3, art 7.

Vivien (1). Une ordonnance règlementaire d'exécution suivit la loi nouvelle, sous la date du 18 décembre 1839 ; et ces deux émanations, l'une du pouvoir législatif, l'autre du pouvoir exécutif, accrues d'instructions ministérielles toujours, il faut le dire, humainement conçues et largement interprétées, sont encore aujourd'hui, si l'on peut s'exprimer ainsi, le code de l'aliénation mentale. Il est permis peut-être, après trente-cinq ans, de trouver que ce recueil vieilli appelle des améliorations ; nous ne le nions pas, mais il est certain aussi que, tel que l'ont fait la loi et la jurisprudence administrative, il a été jusqu'ici et il reste encore un grand levier de morale et d'humanité.

On se tromperait, du reste, si l'on croyait que l'administration de notre pays, qui remonte par ses origines à la lettre organique des 22 décembre 1789 - janvier 1790, et qui en a conservé le libre esprit, répugne aux améliorations compatibles avec les devoirs publics dont elle a pris charge. Penser ainsi serait confondre les

---

(1) V. *Moniteur* 6 janvier ; — 21 mars ; — 4, 5, 6, 7, 8, 29 avril ; — 4 juillet 1837 ; — 16, 31 janvier ; — 1er, 8, 9, 10, 11, 12, 13, 14, 15 et 20 février ; — 28 mars ; — 14, 15, 16 et 17 avril ; — 19, 23, 25 et 30 mai ; — 6 et 15 juin 1838.

difficultés du budget avec les encrassements de la routine.

A ce moment même et dans le sujet qui nous occupe, le ministère de l'intérieur travaille à une réforme dont l'importance matérielle et morale n'échappera pas à nos lecteurs. L'article 24 de la loi des 30 juin - 6 juillet 1838 dispose que « dans aucun cas, les aliénés ne pourront ni être conduits avec les condamnés ou les prévenus, ni déposés dans une prison » ; que, pendant leur trajet pour se rendre à l'établissement sur lequel ils sont dirigés, « ils ne pourront être déposés ailleurs que dans un hospice » et que « dans les lieux où il n'en existe pas, les maires devront pourvoir à leur logement soit dans une hôtellerie, soit dans un local loué à cet effet ». Rien, on le voit, ne saurait être plus moral, plus sensé et plus juste.

Mais, en sens inverse, comment les aliénés des deux sexes, qu'on enlève, chaque année, à raison de leur état mental, des établissements pénitentiaires, peuvent-ils être placés, par les chefs des administrations départementales, dans les asiles publics ou privés destinés aux aliénés ordinaires ? Ce n'est pas que les directeurs de ces asiles se montrent très-enclins à l'acceptation d'individus dont la folie peut être simulée ; qui commandent, par suite, une plus grande attention, afin de prévenir leurs tentatives de fuite, et dont la présence apporte toujours un dérangement marqué dans les mouvements et les pratiques disciplinaires de la maison. De plus, il faut bien reconnaître que la morale et l'équité se trouvent manifestement blessées par la juxtaposition, dans le même établissement, d'individus appartenant à des familles honnêtes, purs de tous antécédents judiciaires, avec d'autres aliénés couverts de vices, souillés souvent par des habitudes infâmes et dont parfois la vie se compterait presque par leurs années de prison. Si encore quelques aliénés honnêtes peuvent, dans une certaine mesure, à raison de leur aisance personnelle ou de celle de leur famille, se soustraire à cet odieux contact, en est-il de même de ceux auxquels la société semble devoir davantage, parce qu'ils ont plus besoin d'elle, indigents entretenus aux frais des départements ou des communes et dont les familles n'osent pas élever la voix contre un état de choses qui rappelle, sous des tons affaiblis mais encore trop sensibles, la législation sauvage de ventôse an II ?

Une telle promiscuité est, à coup sûr, des plus fâcheuses ; mais comment la prévenir, en l'absence d'établissements spéciaux affectés aux détenus aliénés ? Il est bien certain, en effet, que la confusion de ceux-ci avec leurs camarades valides serait plus déplorable encore ; et que les préfets ont raison d'en prévenir les suites, en usant de la seule arme que leur laisse la loi du 30 juin : le placement forcé des détenus de cette catégorie dans les établissements publics ou privés d'aliénés.

Du reste, la question qui nous occupe, et qui confine, par plusieurs de ses côtés, à la physiologie morale et à la médecine légale, est assez haute pour que les hommes de science n'aient pas dû volontairement s'en désintéresser. La porte avait, d'ailleurs, été ouverte à leurs observations, par les débats législatifs de pays voisins qui avaient cherché, avant même que nous eussions une loi sur l'aliénation mentale, à combattre la promiscuité que nous critiquons plus haut.

Le mouvement partit de la Grande-Bretagne, à la suite des tentatives de régicide commises contre Georges III, en 1786, 1790 et 1800. Ces attentats avaient assez vivement surexcité l'opinion et frappé le Parlement anglais pour que, en 1800, l'année même du procès d'Hadfield, le dernier des trois régicides, que défendit avec une si grande habileté lord Erskine, fût voté un premier bill sur les « *criminal-lunatics* », aliénés-criminels, expression impropre, suivant nous, puisque les deux mots qui la composent tendent à rapprocher deux idées qui, logiquement, se repoussent, la criminalité et la folie. D'autres actes du Parlement suivirent le bill de 1800 et prescrivirent, à l'égard des *criminal-lunatics*, diverses mesures, dont la principale consistait à les faire enfermer dans des asiles. On choisit d'abord, pour cet usage, l'hôpital du Vieux-Bethléem, et c'est là que le régicide Hadfield, qui avait manqué le roi, parvint, quelques années plus tard, à assassiner l'un de ses compagnons, insensé comme lui. On compte aujourd'hui, dans la Grande-Bretagne, trois de ces asiles, celui de Broadmoor, en Angleterre, de Drumdrum en Irlande, et un troisième, qui sert d'annexe à la prison centrale de Perth, én Ecosse. Ce dernier fait mérite d'être noté.

De son côté, la Belgique, qui n'est jamais restée indifférente à aucune des questions pénitentiaires, se préoccupa de celle-ci et décida *en principe,* par une disposition législative, « la réunion dans un seul établissement de tous les aliénés soumis à la détention judiciaire. » Pour un Etat d'une superficie aussi restreinte que la Belgique, cette solution s'indiquait d'elle-même.

En France, si l'opinion a admis la nécessité d'isoler des autres les aliénés qui se trouvent, à des titres divers, dans les liens de la loi pénale, les hommes d'études n'en ont pas moins très-longuement discuté sur la valeur de la mesure et sur ses variétés d'application. C'est ainsi que, pendant que MM. Falret (1) et Mundy (2)

---

(1) V. *Journal de médecine mentale* de Delasiauve, t. IX, n° 3.
(2) V. *Annales médico-psychologiques*, n° de janvier 1873, p. 134.

combattent la création d'asiles spéciaux, MM. Lunier (1) et Briere de Boismont (2) les défendent à outrance, et que, par un troisième côté, MM. Parchappe (3) et Foville (4) sont plus favorables à la création de quartiers d'aliénés annexés aux maisons centrales, dans le genre de celui de Perth.

Nous avons lu, avec l'attention la plus soutenue et l'intérêt le mieux justifié, ces discussions qu'émaille toute la science des maîtres ; mais elles ont été impuissantes à nous faire oublier l'histoire. Nous ne sommes pas des Byzantins pour discuter sur Photius, pendant que le bélier de Mahomet bat les portes de Sainte-Sophie. En fait, et malgré la controverse des savants, l'insanité persiste, la promiscuité continue et le mal s'aggrave; il est donc grand temps de conclure. L'administration pénitentiaire l'a compris comme nous, puisqu'allant au plus droit, par suite au plus prompt et certainement au moins onéreux, elle prépare, en ce moment, dans l'enceinte de deux maisons centrales, une par sexe, la

---

(1) V. *Nouveau dictionnaire de médecine et de chirurgie pratiques*, t. XV, p. 317.

(2) V. *Union médicale*. 1869, n° 15.

(3) V. *Statistique médicale des établissements pénitentiaires* de 1856 à 1860, p. 65.

(4) V. *Annales d'hygiène et de médecine légale*, 1870, avril, n° 66. V. aussi, sur la question, Georget (1828) et Legrand du Saulle, 1863, *Société médico-psychologique*.

création de quartiers spéciaux pour les détenus aliénés et pour ceux d'entre eux qui sont atteints d'épilepsie avec accès violents et répétés.

On sait, en effet, que si l'absence de raison n'est pas l'état normal de cette dernière maladie (1), elle se combine souvent avec l'aliénation mentale ; qu'elle entraîne, en tous cas, avec le temps, un affaiblissement général des facultés intellectuelles ; qu'un huitième des sujets qui en sont atteints deviennent maniaques, d'autres insensés ; et qu'ainsi, entre elle et l'aliénation mentale, existent les plus réelles et et douloureuses affinités. En sens inverse, les établissements créés en vertu de la loi de 1838 n'étant ouverts qu'aux aliénés proprement dits, les détenus épileptiques avec accès violents et répétés sont aujourd'hui privés des soins particuliers commandés par leur état ; ils les trouveront dans la création nouvelle. Les maisons centrales de Doullens pour les femmes et de Gaillon pour les hommes avaient été, dès le principe, choisies pour l'établissement des quartiers spéciaux. Rien n'a été fait encore à Doullens par suite de difficultés budgétaires ; mais la constitution matérielle du quartier de Gaillon, à laquelle on travaille avec vigueur, nous paraît avoir été bien comprise. Le corps de bâtiment dans lequel ont été établies les habitations de

(1) Orfila, t. 1, p. 515.

jour et de nuit est adossé à un côteau ; sa façade, qui regarde l'est, a une longueur de 150 mètres ; le bâtiment, élevé de deux étages, au-dessus du rez-de-chaussée, est divisé dans toute son étendue en deux parties inégales, la plus petite servant au service, à la ventilation, à l'assainissement, l'autre disposée en habitations de jour et de nuit.

Le quartier comprendra 4 divisions, 3 ayant 24 mètres de façade, et la dernière 36 ; la partie centrale, affectée aux services généraux, à l'infirmerie, aux salles de bains, aura 28 mètres de long ; les 4 divisions dont il a été parlé seront occupées, la 1re par les démens malpropres, la 2e par les tranquilles convalescents, la 3e par les demi-tranquilles et la dernière par les agités. Le rez-de-chaussée des 4 divisions est disposé en habitations de *jour* ; seule, la 1re division sera pourvue, au rez-de-chaussée, d'un dortoir dont l'installation sur ce point se justifie par son affectation *aux infirmes* ; chaque division aura son escalier propre conduisant aux étages supérieurs, et son préau, d'où la vue s'étend, à une longue distance, sur la magnifique vallée de la Seine. Un pavillon, construit au nord et à la suite du bâtiment principal, doit renfermer 6 cellules à fenêtres hautes, ouvrant sur de petites cours, et une salle de bains spéciale à ce quartier-annexe qu'on destine aux plus difficiles des agités, et que sépare de la division voisine une cour d'isolement de 11 mètres de largeur.

Des ateliers industriels seront installés dans ce quartier pour occuper, avec utilité et dans la limite du possible, la population aliénée ; d'autre part, des enseignements gymnastiques, de nature à quelque peu réveiller l'esprit et toujours profitables à la santé générale, seront donnés aux détenus ; enfin, un certain nombre d'entre eux pourront être appliqués aux travaux de la terre dans un enclos de 3 hectares qui fait partie de la maison centrale.

Quant au régime économique, il variera suivant l'état de santé des individus et les prescriptions du médecin à leur égard. Le régime d'ordre et de police sera déterminé par un règlement spécial dans lequel se trouveront combinées certaines prescriptions disciplinaires en vigueur dans les établissements de répression avec des dispositions particulières aux établissements d'aliénés.

Enfin, les quartiers d'aliénés étant appelés, au fur et à mesure de leur création, à recevoir des condamnés extraits des divers établissements du territoire, des dispositions seront arrêtées entre les départements de l'intérieur et de la justice, pour assurer l'exécution égalitaire de la loi pénale et empêcher les abus auxquels pourraient conduire des influences assez fortes pour faire accepter comme fous, sous le couvert de certaines théories aliénistes, des individus justement frappés par les tribunaux de répression. Nous n'avons pas à pressentir ici quels pourront être ces moyens; mais il nous semble que les chefs de parquet étant déjà, en vertu d'instructions qui remontent à plusieurs années, invariablement informés de la destination que reçoit un condamné dont la peine est devenue définitive, qu'on le dirige sur une maison départementale, un hôpital, un asile d'aliénés ou une maison centrale, il suffirait, pour prévenir les abus et déjouer les tentatives intéressées, que le chef du parquet local provoquât, s'il la croyait utile, la contre-visite de l'aliéné présumé par un médecin assermenté dont il aurait le choix.

En résumé, la création encore inachevée des quartiers d'aliénés est une tentative de plus dans les voies infinies du bien ; les humanitaires ne sauraient donc manquer d'en savoir un gré réel à ceux qui l'entreprirent, puisqu'elle doit séparer, dans un intérêt moral et d'équité, deux catégories *inconsciemment* confondues par la loi du 30 juin 1838, qui n'en reste pas moins une grande œuvre, issue des volontés les plus hautes et du labeur le plus attentif. Est-ce à dire que les nouveaux quartiers ne trouveront pas dans l'opinion quelques adversaires? Le croire serait ne pas connaître l'humanité. Il y aura toujours dans le monde, comme un stimulant nécessaire à ses efforts, des esprits mouvementés, critiques parfois instinctifs, aussi souvent aventureux de la forme ou du fond, très enclins, de la meilleure foi possible, à taxer d'insuffisance ou de témérité toute innovation, qui, trouvant trop chétive peut-être l'idée nouvelle, la repousseraient volontiers, en regard de ce Léviathan anglais, *Lunatic criminal asylum*, de Broadmoor, dont nous avons déjà parlé, et qui reçoit, au nombre de 500, les aliénés des deux sexes appartenant à toutes les catégories de la détention.

Mais ces critiques oublieraient trop que chaque peuple a ses institutions et ses moyens propres d'administration et de crédit ; que l'Angleterre nous a largement devancés dans la voie pénitentiaire comme dans celle de la réformation des individus ; qu'en 1764, le livre de Beccaria traversait la Manche plus rapidement encore qu'il ne franchissait les Alpes ; qu'en 1828, pour ne citer qu'une date, lorsque nos juges de paix jugeaient, comme aujourd'hui, les dégâts aux champs et les dénonciations de nouvel œuvre, les juges de paix anglais, investis d'attributions administratives et autorisés par le bill du 17 mars, levaient des taxes pour l'érection dans chaque comté d'un établissement public d'aliénés ; que notre législation sur la matière n'est apparue que dix années plus tard, et que notre pays ne saurait rougir de se trouver, avec moins de temps et d'argent, en arrière de ceux qui furent de beaucoup ses premiers précurseurs ; qu'un humble effort est manifestement supérieur à l'oisiveté réfléchie ; et qu'en réalité, il y aura toujours plus de vraie grandeur à faire une petite chose utile qu'à s'en éloigner, de parti pris, au profit d'une éventualité plus brillante ou plus haute, mais sans terme appréciable et qui, peut-être, ne se présentera jamais ; que ne pas agir ainsi serait méconnaître, si apparentes qu'elles soient, les difficultés de l'heure actuelle, introduire comme un système l'inertie dans le fonctionnement administratif, préférer l'immobilité à la marche et finalement répudier, dans une de ses expressions les plus heureuses, le tempérament, — nous voudrions oser dire le génie de notre race.

Paris. — Imp. Dubuisson et Cᵉ, rue Coq-Héron, 5 — 5723

Paris. — Imp. Dubuisson et Cie, rue Coq-Héron, 5.

www.ingramcontent.com/pod-product-compliance
Ingram Content Group UK Ltd.
Pitfield, Milton Keynes, MK11 3LW, UK
UKHW020402250726
13967UKWH00005B/2421